Lydia Fructuoso González
Paula Torrano Belmonte

Prevención en el Servicio de Farmacia Hospitalaria

Lydia Fructuoso González
Paula Torrano Belmonte

Prevención en el Servicio de Farmacia Hospitalaria

Evaluación y prevención de riesgos laborales en puestos de trabajo del Servicio de Farmacia Hospitalaria

Editorial Académica Española

Imprint
Any brand names and product names mentioned in this book are subject to trademark, brand or patent protection and are trademarks or registered trademarks of their respective holders. The use of brand names, product names, common names, trade names, product descriptions etc. even without a particular marking in this work is in no way to be construed to mean that such names may be regarded as unrestricted in respect of trademark and brand protection legislation and could thus be used by anyone.

Cover image: www.ingimage.com

Publisher:
Editorial Académica Española
is a trademark of
Dodo Books Indian Ocean Ltd. and OmniScriptum S.R.L publishing group

120 High Road, East Finchley, London, N2 9ED, United Kingdom
Str. Armeneasca 28/1, office 1, Chisinau MD-2012, Republic of Moldova, Europe
Printed at: see last page
ISBN: 978-3-8417-6481-2

ÍNDICE

1.- SÍNTESIS DEL TFM

El presente documento aborda la evaluación de los riesgos laborales en algunos de los puestos de trabajo desarrollados en un hospital, en concreto, diversos profesionales implicados con el servicio de farmacia de dicho hospital. Una vez evaluados los riesgos, considerando las tres áreas técnicas preventivas que se establecen a continuación, se proponen medidas y controles preventivos. De manera resumida:

- **Disciplina de Seguridad Laboral:** Se emplea el marco general proporcionado por el INSST (Instituto Nacional de Seguridad y Salud en el Trabajo) para evaluar los riesgos asociados con las condiciones laborales del técnico de farmacia en el almacén, con el propósito de identificar posibles riesgos de accidentes. Se identificarán todos los riesgos del puesto, de las tres disciplinas, evaluando con el método general todos los riesgos que carezcan de metodología específica. Además, se indican los riesgos que requieran evaluación específica y se propone un método válido para evaluarlos.

- **Disciplina de Higiene industrial:** En esta disciplina se evalúa un riesgo biológico en un analista que se encarga tanto de las extracciones de muestras como del procesamiento de las mismas para medir niveles plasmáticos de fármacos, empleando una metodología específica válida para evaluar ese riesgo, utilizando BIOGAVAL-NEO.

- **Disciplina de ergonomía y psicosociología aplicada:** se evalúa la carga física postural por el uso de pantallas de visualización de datos en el puesto de trabajo desempeñado por el farmacéutico de unidosis cuyas funciones se detallan más adelante, pero cuyo trabajo es fundamentalmente delante de una pantalla de ordenador. Se evalúa mediante el método ROSA (del inglés: Rapid Office Strain Assessment).

Las medidas preventivas o correctivas, junto con los controles a aplicar, se derivarán de la Planificación de la Actividad Preventiva, en consonancia con los riesgos detectados durante las evaluaciones. Se asignarán prioridades en base a la magnitud de los riesgos identificados, teniendo en cuenta aspectos como la probabilidad de ocurrencia, la severidad del daño y el potencial impacto en un grupo determinado. De este modo, se establecerán plazos más inmediatos para abordar aquellos riesgos que necesiten intervención.

2.- CONCLUSIONES

Podemos observar riesgos significativos en las tres disciplinas, de modo que se requieren tanto medidas preventivas como controles preventivos para mitigarlos /o evitarlos. Se han planificado medidas y controles para asegurar que los riesgos identificados se mantengan en límites aceptables y que se tomen las acciones apropiadas, siguiendo la prioridad establecida por gravedad, severidad fundamentalmente.

En la disciplina de <u>Seguridad Laboral</u> se identifican riesgos importantes e intolerables que requieren actuaciones prácticamente inmediatas como son los potenciales incendios causados por el deterioro del sistema eléctrico o de los aparatos eléctricos, la posible caída de objetos debido a colapso o derrumbamiento de las estanterías que no se encuentran ancladas a la pared, así como la exposición a temperaturas que puedan ser dañinas para la salud de los trabajadores. Para lo que se planean medidas preventivas fundamentalmente técnicas y formativas que eviten estos riesgos para los trabajadores.

En lo que respecta a la evaluación del riesgo biológico de un analista en la disciplina de <u>Higiene Industrial</u> podemos destacar que el virus de SARS-CoV-2 excede el nivel de acción biológica. Por consiguiente, se requiere implementar intervenciones con el fin de establecer medidas preventivas que contribuyan a mitigar este riesgo, siendo los EPIs y la vacunación medidas preventivas muy eficaces que mitigan el riesgo. Los virus de la Herpes, Mycobacterium tuberculosis y los hongos dermatofitos se encuentran en el límite del nivel de acción biológica y, por lo tanto, podrían suponer un riesgo grave en ciertas circunstancias. Por esta razón, es crucial para la seguridad de los trabajadores realizar evaluaciones periódicas del riesgo biológico que representan estos microorganismos.

Finalmente, en se realiza la <u>evaluación ergonómica</u> del puesto de farmacéutico de unidosis, concretamente la evaluación del riesgo relativo a la utilización de equipos con pantalla de visualización. De esta nos queda claro que carga postural/física de los trabajadores es muy alta, destacando la importancia de la formación al personal de la importancia y las correctas posturas ergonómicas. Se propone además para mitigar el impacto sobre los trabajadores la implementación de nuevas tareas en este puesto para disminuir el tiempo de visualización de pantallas, además de descansos activos. Será necesario igualmente adquirir el material necesario para mitigar estos riesgos

3.- EXPOSICIÓN DE MOTIVOS

En primer lugar, mi interés personal surge de mi dedicación como trabajadora en el campo de la salud, donde paso más de 80 horas semanales trabajando por el beneficio de los pacientes. Este contexto me lleva de manera natural a aplicar los conocimientos adquiridos en prevención de riesgos laborales en este entorno, garantizando así un ambiente seguro tanto para mí como para mis compañeros.

Por otra parte, observo una necesidad de evaluar los riesgos laborales en los Servicios de Farmacia de los Hospitales, donde se desempeñan puestos de trabajo con riesgos elevados y variados. Como farmacéutica interna residente con más de tres años de experiencia, he sido testigo tanto de riesgos potenciales como de situaciones reales que merecen ser evaluadas.

Además, me interesa especialmente la identificación de riesgos ergonómicos asociados con el uso de pantallas de visualización de datos en entornos de oficina. Ya que parece que la evolución de los puestos de trabajo intelectuales tiende al uso prolongado de dispositivos electrónicos. Por lo tanto, es uno de los múltiples puestos de trabajo que podría desempeñar en el futuro tanto yo como cualquiera de los trabajadores actuales y sobre todo aquellos que se están formando actualmente.

Agradezco de antemano la atención prestada y la oportunidad de compartir con ustedes este proyecto.

4.- METODOLOGÍA

Modalidad	Evaluación	Metodología	Referencias legales
Seguridad en el trabajo	Evaluación de los riesgos laborales del puesto de técnico de farmacia en almacén.	Método general de evaluación del INSST1 descrito en el DD.014 (documento divulgativo) de 1996 sobre Evaluación de riesgos laborales.	-Ley 31/1995 de 8 de noviembre de Prevención de Riesgos Laborales. -Real Decreto 39/1997, de 17 de enero, por el que se aprueba el Reglamento de los Servicios de Prevención
Higiene industrial	Evaluación del riesgo biológico de un analista que también extrae la muestra.	Método BIOGAVAL NEO, desarrollado por los expertos del Gabinete de Seguridad e Higiene de Valencia.	-Real Decreto 664/1997, protección a los trabajadores contra los riesgos relacionados con la exposición a agentes biológicos durante el trabajo
Ergonomía y Psicosociol ogía aplicada	Evaluación ergonómica del puesto de farmacéutico de unidosis, evaluación del riesgo relativo a la utilización de equipos con pantalla de visualización.	Método ROSA (Evaluación Rápida de Sobrecarga en Oficinas), descrito en la Nota Técnica de Prevención número 1173 del año 2022, se adhiere a las directrices proporcionadas en la Guía Técnica publicada por el Instituto Nacional de Seguridad y Salud en el Trabajo (INSST). Este método se enfoca en evaluar y abordar los riesgos relacionados con el uso de pantallas de visualización.	-Ley 31/1995 de 8 de noviembre de Prevención de Riesgos Laborales. -Real Decreto 488/1997, de 14 de abril, sobre disposiciones mínimas de seguridad y salud relativas al trabajo con equipos que incluyen pantallas de visualización -Real Decreto 39/1997, de 17 de enero, por el que se aprueba el Reglamento de los Servicios de Prevención.

Tabla 1: Metodología utilizada en las disciplinas preventivas de carácter técnico.

5.- DESCRIPCIÓN DE LA ACTIVIDAD Y ESTRUCTURA DE LA EMPRESA / ORGANIZACIÓN:

Los servicios de farmacia hospitalaria (SFH) son por definición un servicio central que da servicio a la gran mayoría de los demás servicios y departamentos que constituyen un hospital.

5.1.- Datos de la empresa, actividad/es desarrollada/s y/o proceso/s productivos, estructura organizativa.

Como cualquier servicio hospitalario, un SFH tiene un jefe/a servicio que además sus tareas, se encarga de gestionar el personal, facultativos especialistas en farmacia hospitalaria, residentes en formación sanitaria especializada, técnicos de farmacia, personal administrativo, auxiliares farmacia y celadores. En los periodos no vacacionales también encontramos estudiantes de farmacia y de técnicos de farmacia en este servicio. La organización actual del SFH en áreas funcionales con un farmacéutico especialista responsable de cada una o varias de ellas es compatible con el diseño, despliegue y registro de un número cada vez mayor de actividades de atención farmacéutica y el desarrollo de la atención por procesos siendo el proceso de atención farmacoterapéutica compartido y trasversal para todas las áreas.

Su responsabilidad fundamental la gestión integral del medicamento con todo lo que esto conlleva. Gestión tanto farmacológica y farmacoterapéutica, como administrativa, realizando tareas que van desde actividades relacionadas con la adquisición, almacenamiento, la validación de los tratamientos médicos y entrega de medicamentos, con toda la información necesaria para asegurar su efectividad y seguridad a pacientes hospitalizados y externos. Colabora estrechamente con los médicos para informar de indicaciones, situaciones del medicamento, interacciones farmacológicas, así como para mejorar el tratamiento farmacológico de los pacientes, elabora fórmulas magistrales y prepara medicamentos que requieren condiciones concretas de esterilidad, además de otras tareas diversas.

5.2.- Características principales del lugar de trabajo.

Habitualmente son servicios que se encuentran en el sótano o las primeras plantas de hospital por la simple razón de que reciben grandes cantidades de medicamentos y productos sanitarios. No es diferente en nuestro hospital de un pueblo de Murcia, es un sótano de 800m^2 con un almacén para el gran volumen de 900m^2.

5.3.- Puestos de trabajo y sus principales características.

Se han descrito brevemente los profesionales implicados en este servicio, pero pasa a detallarse a continuación, describiendo sus horarios y funciones principales:

PUESTO DE TRABAJO	CARACTERISTICAS
Jefe de servicio	Funciones: Dirección, gestión y organización del servicio. Horario: 8:00-15:00 en días laborables.
12 Farmacéuticos Especialistas Adjuntos (FEA)	Funciones: Coordinación y gestión de recursos humanos y materiales de las áreas funcionales de las que son responsables, labor asistencial correspondiente a cada área, docencia e investigación. Horario: 8:00-15:00h en días laborables
8 Residentes de farmacia hospitalaria	Funciones: labor asistencial correspondiente a cada área, docencia e investigación. Horario: 8:00-15:00h en días laborables. Horario de guardia: 15:00-8:00h en el que realizará todas las tareas necesarias urgentes.
3 Técnicos de laboratorio analistas	Funciones: extracción de analítica de sangre a los pacientes ambulantes y hospitalizados, determinación de nivel

	plasmático de fármaco, mantenimientos diarios y semanales de analizadores. Horario: 8:00-15:00h en días laborables.
7 Técnicos de Farmacia (TAF).	Funciones: Elaboración de citostáticos y nutriciones parenterales, ayuda en la coordinación humana y material al farmacéutico, dispensación a pacientes externos de continuaciones de tratamiento, reenvasado y reetiquetado de medicamentos en dosis unitarias. Preparación de carros por planta en dosis unitarias por paciente de manera diaria. Horario: 8:00-15:00h en días laborables
3 Administrativos.	Funciones: Gestión administrativa, logística y comercial de los medicamentos, pedidos al laboratorio, condiciones económicas y comunicación de desabastecimientos a FEAs para buscar alternativas. Horario: 8:00-15:00h en días laborables
10 Técnicos de almacén	Funciones: Recepción y estructuración de medicamentos y productos sanitarios en el almacén. Horario: -Turno 1: 8:00-15:00h en días laborables. -Turno 2: 15:00-22:00h en días laborables.

Dispensación en dosis unitarias: Dispensación de dosis unitarias diariamente a pacientes hospitalizados; Dispensación de medicamentos restringidos; validación de tratamientos médicos conciliando la medicación crónica con el proceso agudo; detección de interacciones farmacológicas y adecuación del tratamiento. Atención farmacéutica al paciente ingresado;

Atención farmacéutica a pacientes externos: adquisición y validación de medicamentos en situaciones especiales (medicamentos extranjeros, usos compasivos); explicación exhaustiva de administración/toma del medicamento para asegurar la eficacia con la mínima cantidad de efectos adversos; revisión de interacciones farmacológicas y adecuación del tratamiento a la situación actual del paciente. Atención Farmacéutica al paciente ambulatorio y externo.

Farmacia oncohematológica: elaboración de citotóxicos, guías de actuación ante extravasación de citostáticos, validación individualizada de todas las quimioterapias prescritas en el hospital, condiciones de administración y conservación de viales abiertos y citostáticos preparados para administrar. Participación activa en comisiones clínicas.

Información del medicamento: Resolución de consultas del personal sanitario (habitualmente médicos prescriptores y enfermería que administra medicación), Información de medicamentos a pacientes; Informes de Comisiones Clínicas; Evaluación de la utilización de medicamentos; autorización de medicamentos en condiciones diferentes a las autorizadas en su ficha técnica. Identificación de problemas de seguridad, errores en medicación, interacciones entre fármacos, efectos adversos y otros. Seguimiento activo de los resultados en salud de los pacientes.

Farmacocinética clínica: Extracción de muestras biológicas para determinar concentraciones de fármacos, con el objetivo de monitorizar para la optimización de los tratamientos, buscando alcanzar la máxima eficacia rápidamente y con menor riesgo de toxicidad.

Área de ensayos clínicos: todos los procesos anteriores, pero con fármacos en investigación clínica.

Formulación magistral y mezclas intravenosas: Elaboración y formulación de formulaciones estériles: mezclas intravenosas, colirios y formulaciones no estériles; reenvasado de medicamentos en dosis unitarias.

Atención primaria y sociosanitaria: Farmacovigilancia, gestión de botiquines y dispensación en dosis unitarias semanales.

Nutrición artificial: Formulaciones para Nutrición Enteral, validación y elaboración de nutriciones parenterales.

Área de gestión: Gestión de proveedores y adquisiciones de medicamentos; Control de consumos y existencias; Gestión de devoluciones. Adecuación presupuestaría; Gestión clínica de la Farmacoterapia; elaboración de PNT del Servicio de Farmacia.

5.4.- Instalaciones, maquinaria, equipos, etc.

En este SFH distinguimos, se distinguen varias zonas funcionales:

<u>Zona de recepción y descarga</u>: Aquí se reciben y almacenan los medicamentos, productos sanitarios y otros suministros. Se encuentra en el almacén secundario.

<u>Almacén centralizado</u>: Espacio destinado al almacenamiento a menor escala de los medicamentos.

<u>Zona de atención farmacéutica a pacientes externos</u>: consultas donde se dispensan medicamentos con la información necesaria para su correcto administración y disminución de efectos adversos a pacientes externos.

Zona de preparación de carros de unidosis: En la que se preparan los carros de medicación para los pacientes ingresados.

Área de elaboración o sala blanca: Sala estéril para la elaboración de fórmulas magistrales en condiciones de asepsia, manipulación de medicamentos citotóxicos y elaboración de nutriciones parenterales, equipada con cabina de flujo laminar y campana extractora.

Laboratorio: Se realizan controles de calidad y medidas farmacocinéticas.

Sala de administración y oficinas: Aquí se llevan a cabo tareas administrativas como gestión de pedidos, atención a proveedores y coordinación con otros departamentos del hospital.

Zona de gestión de residuos: Espacio designado para la eliminación adecuada de medicamentos caducados, residuos tóxicos y otros desechos farmacéuticos.

Área de farmacocinética: en la que con el analizador Allinity ® se determinan concentraciones plasmáticas de fármacos en sangre u orina o muestra biológica requerida.

La maquinaria y el equipo en la farmacia hospitalaria son cruciales para garantizar la dispensación adecuada de medicamentos, control de inventario y seguridad del paciente. Se incluyen:

Sistema automatizado de dispensación de medicamentos.

Robot de dispensación.

Analizadores semiautomáticos.

Cabinas de flujo laminar.

Equipos de preparación y acondicionamiento.

Frigoríficos y congeladores farmacéuticos.

Equipos de farmacocinética.

Equipos de control de calidad.

Cabinas de bioseguridad.

Sistemas de etiquetado y codificación.

6.- IDENTIFICACIÓN, EVALUACIÓN DE RIESGOS Y PROPUESTA DE MEDIDAS PREVENTIVAS

6.1.- Disciplina de Seguridad en el Trabajo

En la presente disciplina se evalúa el puesto de trabajo del <u>técnico de farmacia de almacén</u>.

6.1.1.- Objeto y alcance

Se procede a desarrollar la evaluación completa del puesto de trabajo, que a priori puede tener riesgos significativos de seguridad, aplicando una metodología general. Se identifican todos los riesgos del puesto, de las tres disciplinas, evaluando con el método general todos los riesgos que carezcan de metodología específica, identificando los riesgos que requieren evaluación específica. Una vez identificados y evaluados los riesgos se proponen las medidas preventivas adecuadas.

A modo de resumen, estos trabajadores se encuentran diversas responsabilidades, como la recepción y clasificación de mercancías, la evaluación de la calidad de los productos, la organización del inventario y la preparación de pedidos, entre otras. Estas tareas conllevan riesgos laborales, siendo uno de los más significativos el relacionado con la carga física y el esfuerzo excesivo, que pueden impactar negativamente en la salud del sistema osteomuscular del trabajador. Es crucial reconocer estos riesgos, sin dejar de lado otros posibles peligros laborales.

En este puesto de trabajo se desarrollan diversas tareas que pasan a describirse en más detalle a continuación:

- Recepción de fármacos y productos sanitarios. Incluyendo sueros de gran volumen (hasta 3L).

-Control de stocks e inventario (que implica movimiento de los productos para su correcto contaje)

-Almacenamiento de fármacos y productos sanitarios. Siguiendo las condiciones de conservación de cada producto.

-Mantenimiento de estado del almacén y orden, tanto de estanterías como de su contenido para evitar errores cuando cogen medicamentos con nombres parecidos o aspecto visual similar.

- Gestión de residuos generados: acondicionamientos secundarios (por ejemplo, cajas) o medicamentos caducados.

-Garantizar el almacenamiento seguro y la documentación necesaria en caso de medicamentos sujetos a regulaciones especiales (hemoderivados, psicótropos o estupefacientes).

-Desplazamiento de medicamentos y productos sanitarios a la zona de reenvasado (situada en el almacén secundario) y al almacén principal.

En lo que se refiere a los materiales manipulados, tratan con:

- Material sanitario: jeringas, agujas, catéteres o equipos de infusión.

- Diversidad de medicamentos en diferentes presentaciones (orales, subcutáneos, intravenosos…)

- Nutrición enteral (similares a batidos de hasta 1500 ml) y parenteral (bolsas de entre 1,8L y 2,8L)

- Material de acondicionamiento y embalaje.

- Productos que requieren condiciones especiales de conservación como temperaturas de entre 2 y 8 °C; ensayos clínicos que pueden requerir desde 2 hasta -80 °C.

Tienen a su alcance diferentes medios de protección individual:

> Faja lumbar (que apenas utilizan).
> Ropa de trabajo (antiguamente disponían de abrigos para entrar a la cámara frigorífica pero se rompieron y no fueron reemplazados).
> Guantes de protección para productos térmicos.

Tiene además a su disposición una carpeta con cuestiones de seguridad y buenas prácticas en el almacén:

- Una guía actualizada con el manejo de productos farmacéuticos para que se realice con la máxima precaución y precisión.
- Técnicas de manipulación de medicamentos: Manejo de la cadena de frío: comprensión de la importancia de mantener ciertos medicamentos a temperaturas controladas y cómo garantizar la integridad de la cadena de frío.
- Gestión de inventario.
- Seguridad y salud laboral: documento que engloba el uso adecuado de equipos de protección personal, protocolos de seguridad, manejo seguro de cargas, y procedimientos de acción en caso de derrames o emergencias.
- Manejo adecuado de residuos en caso de derrame.

En cuanto a la maquinaria utilizada por los operarios, esta se limita a herramientas básicas como escaleras de mano, traspaletas y escaleras tipo tijera. Es fundamental garantizar que los trabajadores estén debidamente capacitados en el uso seguro y eficiente de dichos equipos.

6.1.2.- Descripción de la metodología

En el ámbito de Seguridad en el Trabajo, se emplea el método general de evaluación de riesgos desarrollado por el Instituto Nacional de Seguridad y Salud en el Trabajo (INSST) para analizar los riesgos laborales asociados al puesto de técnico de farmacia de almacén, conforme a lo establecido en el documento de divulgación DD.014 emitido por dicho organismo. Este enfoque se considera óptimo para evaluar riesgos que no requieran un análisis especializado, aunque también identificamos situaciones que demanden una evaluación más detallada, una evaluación por un método especifico que será indicado con las siglas REE (requiere evaluación especifica).

Antes de proceder con la evaluación, se han recopilado datos esenciales sobre el puesto de recepcionista de almacén que influirán en el análisis de riesgos. Esto abarca la estructura organizativa del trabajo, la descripción de tareas y su frecuencia, los entornos laborales, la formación proporcionada para las tareas y la prevención de riesgos, los procedimientos escritos asociados a las funciones, así como el equipo, maquinaria y sustancias utilizadas. El proceso de evaluación incluyó una visita al SFH para observar directamente las condiciones y las tareas del puesto.

La metodología seleccionada facilita la determinación de los niveles de riesgo, teniendo en cuenta tanto la probabilidad estimada de un incidente como la gravedad potencial del mismo.

Según el método general del INSST, existen diferentes niveles de probabilidad del daño: probabilidad baja, media o alta que se corresponden con una ocurrencia de daño que se da en raras ocasiones, algunas ocasiones o siempre o casi siempre respectivamente. Además, el daño también puede clasificarse en función de la severidad en ligeramente dañino, dañino y extremadamente dañino, en función de las partes del cuerpo que afecte y el daño que puede ocasionar. Así teniendo en cuenta las dos clasificaciones, la estimación del riesgo se presenta en la siguiente tabla

		Probabilidad		
		Baja (B)	Media (M)	Alta (A)
Severdidad	Ligeramente dañino (LI)	Trivial (T)	Tolerable (TO)	Moderado (MO)
	Dañino (D)	Tolerable (TO)	Moderado (MO)	Importante (I)
	Extremadamente dañino (ED)	Moderado (MO)	Importante (I)	Intolerable (IN)

Tabla 2: Estimación del riesgo según el método general del INSST. Elaboración propia.

Para valorar si los riesgos son o no tolerables se toma como punto de partida la definición de INSST, en la que se determina tanto la urgencia con la que deben tomarse medidas de control y los esfuerzos para el control de los riesgos:

Riesgo	Acción y temporización
Trivial (T)	No requiere acción especifica.
Tolerable (TO)	No se necesita mejorar la acción preventiva. Sin embargo, se deben considerar soluciones más rentables o mejoras que no supongan una carga económica importante. Se requieren comprobaciones periódicas para asegurar

	que se mantiene la eficacia de las medidas de control.
	Se deben hacer esfuerzos para reducir el riesgo, determinando las inversiones precisas. Las medidas para reducir el riesgo deben implantarse en un período determinado. Cuando el riesgo moderado este asociado con consecuencias extremadamente dañinas, se precisará una acción posterior para establecer, con más precisión, la probabilidad de daño como base para determinar la necesidad de mejora de las medidas de control.
Moderado (MO)	
Importante (I)	No debe comenzarse el trabajo hasta que se haya reducido el riesgo. Puede que se precisen recursos considerables para controlar el riesgo. Cuando el riesgo corresponda a un trabajo que se está realizando, debe remediarse el problema en un tiempo inferior al de los riesgos moderados.
Intolerable (IN)	No debe comenzar ni continuar el trabajo hasta que se reduzca el riesgo. Si no es posible reducir el riesgo, incluso con recursos ilimitados, debe prohibirse el trabajo.

Tabla 3: Valoración de los riesgos. Obtenida del INSST.

6.1.3.- Identificación y evaluación de riesgos

En la siguiente tabla se refleja la evaluación de riesgos siguiendo la metodología descrita anteriormente. Se combina la información recopilada en apartados anteriores y la valoración del puesto de trabajo de técnico de almacén. Se detallan, además, las medidas preventivas y/o correctivas necesarias. Como se indica en apartados anteriores, situaciones que demanden una evaluación más detallada, una evaluación por un método especifico que será indicado con las siglas REE, las demás siglas se encuentran descritas en las tablas del apartado anterior.

Puesto de trabajo			Técnico de farmacia de almacén				
Ubicación	Riesgo identificado	Causa del riesgo	Evaluación del riesgo			Medida preventiva o correctora / Control preventivo	Tipo de medida
			P	S	Nivel Riesgo		
Almacén SFH		Riesgo de caídas debido al uso inadecuado de métodos no apropiados para alcanzar niveles superiores en estanterías de almacenamiento, tales como alturas inseguras y caídas de menos de 2 metros.	M	D	M	Capacitar a los empleados en medidas seguras para acceder a zonas de almacenamiento en alturas elevadas	Formación
						Prohibición del uso de objetos inestables (como sillas, taburetes, cajas, estantes de almacenamiento improvisados, etc.) para acceder a los estantes elevados en el área de almacenamiento.	Norma
						Garantizar el uso adecuado de métodos para acceder a las áreas elevadas de las estanterías.	Control preventivo
	Caída de personas a distinto nivel	Potenciales incidentes de caídas al emplear de forma incorrecta las escaleras manuales tipo tijera en el almacén, particularmente en caídas desde alturas inferiores a 2 metros.	M	D	M	Capacitación en el uso de escaleras de mano y en la implementación de medidas preventivas adecuadas	Formación
						Obligación de uso de calzado con suela antideslizante para el empleo de la escalera manual	Norma
						Supervisar que los empleados utilicen la escalera de forma correcta.	Control preventivo
		Posibles fallos de mantenimiento en la escalera de mano ubicada en el almacén.	M	D	M	Implementar un programa de mantenimiento preventivo periódico para la escalera de mano en el almacén	Organizativa
						Realizar controles habituales para evaluar la condición de la escalera de mano, como verificar la estabilidad estructural, las conexiones entre elementos, el funcionamiento del dispositivo de seguridad para limitar la apertura, el estado de los peldaños y las zapatas antideslizantes, entre otros aspectos	Control preventivo

Puesto de trabajo:			Técnico de farmacia de almacén			
Ubicación	Riesgo identificado	Causa del riesgo	Evaluación del riesgo		Medida preventiva o correctora / Control preventivo	Tipo de medida
			P	S	Nivel Riesgo		
Almacén SFH	Caída de personas al mismo nivel	Existencia potencial de objetos o materiales en áreas de tránsito con el riesgo de ocasionar tropiezos y caídas.	B	D	TO	Asegúrese de mantener el orden y la limpieza. Evite dejar objetos en el suelo en áreas donde transitan personas o vehículos	Norma
						Suministrar a los empleados instrucciones claras sobre la importancia de mantener la limpieza y el orden en los espacios, haciendo especial hincapié en evitar obstruir las vías de tránsito o circulación.	Formación
						Se realizarán verificaciones para asegurar el mantenimiento de condiciones adecuadas de orden y limpieza en los lugares de paso.	Control preventivo
	Posible caída de objetos debido a colapso o derrumbamiento	Las estanterías del almacén no están fijadas a la pared. Existe el riesgo de colapso tanto de las estanterías como de los productos almacenados.	M	ED	I	Verifique que no se exceda la capacidad de carga de las estanterías	Norma
						Asegurar las estanterías mediante un sólido anclaje a la pared para garantizar su integridad y seguridad.	Técnica
						Supervisar las condiciones de almacenamiento de productos y materiales, incluyendo la distribución de cargas y su disposición.	Control preventivo
						Realizar inspecciones regulares de las estructuras de almacenamiento para verificar el estado y la integridad de todos sus componentes.	Control preventivo

Puesto de trabajo evaluado:			Técnico de Farmacia				
Ubicación	Riesgo identificado	Causa del riesgo	Riesgo identificado			Medida preventiva o correctora / Control preventivo	Riesgo identificado
			P	S	NR		
Almacén SFH	Incendios	Potenciales incendios causados por el deterioro del sistema eléctrico o de los aparatos eléctricos.	M	ED	I	Planificar revisiones periódicas del sistema eléctrico, así como inspecciones regulares.	Control preventivo
						Capacitar al personal para que pueda identificar posibles daños en el sistema eléctrico.	Formación
						Educar al personal para que esté al tanto de cómo actuar ante situaciones de riesgo eléctrico.	Formación
	Sobreesfuerzos	Riesgos potenciales de sobreesfuerzos al colocar cajas en posiciones elevadas de la estantería.	R.E.E .	R.E.E .	R.E.E .	De acuerdo con lo establecido en el RD 487/1997, que contempla los requisitos mínimos de seguridad y salud para la manipulación manual de cargas, especialmente en lo concerniente a la zona lumbar. Para llevar a cabo esta evaluación, se seguirá el enfoque delineado en la Guía Técnica del INSST para la Evaluación y Prevención de Riesgos asociados a la Manipulación Manual de Cargas.	Requiere evaluación específica

Puesto de trabajo evaluado:			Técnico de Farmacia				
Ubicación	Riesgo identificado	Causa del riesgo	Riesgo identificado			Medida preventiva o correctora / Control preventivo	Riesgo identificado
			P	S	NR		
Almacén SFH		Posibilidad de cortes por manipulación incorrecta de materiales de desecho de vidrio rotos procedentes del acondicionamiento de algunos sueros.	M	LD	TO	Cambiar el material de vidrio por alternativas que no presenten riesgo de rotura y/o que sean desechables, siempre que estén disponibles y sean adecuadas para la misma función.	Técnica
						Evite recoger fragmentos de vidrio con las manos; en su lugar, utilice escobas, cepillos y recogedores. Disponga de los restos en el contenedor designado para este propósito de manera adecuada.	Norma
						Asegurarse de que se emplean los métodos apropiados para desechar de forma segura los materiales de vidrio quebrados.	Control preventivo
	Golpes / cortes por objetos o herramientas	Posibilidad de cortes con cúter al abrir material de embalaje	M	LD	TO	Provisión de guantes de seguridad para el manejo de cortadoras u otras herramientas afiladas.	Epis
	Carga postural	Como resultado de la manipulación de cargas inestables o impredecibles, con el riesgo de lesiones asociadas a posturas, principalmente de tipo músculo-esquelético.	R.E.E.	R.E.E.	R.E.E.	Siguiendo el Real Decreto 87/1997, la manipulación de cargas se puede evaluar empleando el método NIOSH modificado para el levantamiento de cargas y las tablas de Snook y Ciriello para el empuje y tracción de cargas.	Requiere evaluación especifica

Puesto de trabajo evaluado:						Técnico de Farmacia	
Ubicación	Riesgo identificado	Causa del riesgo	Riesgo identificado			Medida preventiva o correctora / Control preventivo	Riesgo identificado
			P	S	NR		
Almacén SFH	Discomfort Ambiental	Posible sensación de frío debido a que algunos medicamentos requieren condiciones de conservación de 2 a 8 °C y deben colocarlos en la cámara frigorífica.	A	D	I	Suministrar uniformes adecuados para la temperatura de la cámara frigorífica.	Técnica
						Instruir a los trabajadores sobre el frío y recomendarles que vengan con ropa adecuada.	Formación
						Verificar el correcto uso de los uniformes/abrigos.	Control preventivo
	Exposición a agentes químicos	Posibilidad de rotura de viales citostáticos o peligrosos según la lista NIOSH con exposición accidental a los mismos.	R.E.E.	R.E.E	R.E.E.	Se llevará a cabo la evaluación de la exposición a agentes químicos conforme a lo dispuesto en el RD 374/2001. Se evaluará tanto la exposición dérmica utilizando el método DREAM como el riesgo por inhalación utilizando el método INRS.	Requiere evaluación especifica

6.2.- Disciplina de Higiene Industrial

En el presente apartado se llevará a cabo una evaluación sobre los posibles riesgos biológicos a los que se enfrenta el técnico de laboratorio que trabaja de analista en el hospital, desempeñando labores como la extracción de muestras sanguíneas y la manipulación de otros fluidos biológicos, entre otras tareas. Dicha evaluación se llevará a cabo utilizando el método Biogaval-Neo del Instituto Valenciano de Seguridad y Salud en el Trabajo (INVASSAT).

6.2.1.- Evaluación higiénica del riesgo de un analista.
6.2.1.1.- Objeto y alcance

En su rutina diaria, los tres trabajadores que desempeñan la función de analista, pueden encontrarse en situaciones donde experimente cortes, pinchazos accidentales o salpicaduras, lo que lo expone al contacto con sustancias potencialmente contaminadas con hongos, virus, bacterias o parásitos. Todo esto está regulado por el RD 664/1997, el cual establece medidas de protección para los trabajadores frente a riesgos relacionados con la exposición a agentes biológicos.

Además, este profesional esta en contacto con múltiples pacientes con diferentes enfermedades infecciosas ya es muy frecuente la determinación de niveles plasmáticos de diversos antibióticos (como vancomicina, teicoplanina, amikacina, gentamicina etc) y antifúngicos (voriconazol), destinados a combatir enfermedades de este tipo. Esto genera una conciencia especial sobre los riesgos a los que están expuestos, llevándolos a extremar precauciones. Sin embargo, en casos donde exista sospecha de infecciones como el virus de la inmunodeficiencia humana (VIH), entre otras, se lleva a cabo un análisis serológico previo para obtener información adicional que permita tomar las medidas necesarias para prevenir la propagación de la infección.

De manera general, las actividades realizadas por este profesional en un hospital que conllevan un mayor riesgo biológico incluyen:

-Extracción de sangre venosa del paciente.

-Manipulación y limpieza de objetos punzantes o cortantes.

Las fuentes de exposición a riesgos biológicos son diversas e incluyen:

-Fluidos biológicos.

-Aerosoles generados durante la extracción de sangre.

-Fómites, como guantes, sábanas y vendajes potencialmente contaminados.

La mayoría de las exposiciones a agentes biológicos ocurren de manera accidental, principalmente por pinchazos o cortes con agujas, tijeras u otros instrumentos punzantes, así como por salpicaduras, aerosoles, contacto con piel o mucosas, y heridas, entre otros. Para protegerse ante estos riesgos, antes de entrar a la habitación del paciente los diferentes profesionales sanitarios disponen de guantes, batas y mascarillas FFP2.

Los principales agentes biológicos a los que pueden estar expuestos los trabajadores del hospital son los trasmitidos por compañeros y pacientes:

- Virus de la gripe.

- Virus SARS-CoV-2.

- Herpesvirus.

- Virus de la Hepatitis A, B, C y D.

- Virus de las paperas (Rubulavirus).

- VIH.

- Virus del sarampión (Morbilivirus).

- Virus de la rubéola.

- Virus del grupo 2 y 4 (según clasificación del RD).

- Mycobacterium tuberculosis.

- Neiseria meningeitidis.

- Bordetella pertusis.

- Streptococus grupo A.

-Dermatofitos

6.2.1.2.- Descripción de la metodología

La evaluación de los riesgos biológicos se llevará a cabo utilizando el método Biogaval-Neo del INVASSAT. Este método fue seleccionado debido a la complejidad añadida derivada del amplio espectro de pacientes y microorganismos a los que puede estar expuesto el analista, así como la carencia de técnicas cuantitativas adecuadas o la falta de valores límite de exposición claramente definidos.

Los virus transmitidos por vía aérea representan un riesgo significativo, dado que los profesionales, incluido el que se evalúa en el presente apartado, suelen interactuar directamente con los pacientes en muchas ocasiones sin utilizar mascarillas de protección. Debido a la pandemia causada por la infección del virus SARS-CoV-2 en los últimos años, este microorganismo se ha añadido a la lista proporcionada por el método específico para profesionales sanitarios.

Para calcular el nivel de riesgo biológico asociado a cada microorganismo, se emplea la siguiente fórmula: $R = G + T + P + F - V - MH$

Donde:

R = Nivel de riesgo biológico.

G = Grupo al que pertenece el agente biológico.

T = Vía de transmisión del agente.

P = Probabilidad de contacto con el agente biológico.

F = Frecuencia con la que se realizan tareas de riesgo.

V = Estado de vacunación del individuo.

MH= medidas higiénicas.

Según el Anexo II del RD 664/1997, sobre la protección de los trabajadores contra los riesgos relacionados con la exposición a agentes biológicos durante el trabajo, se clasifican los agentes biológicos en grupos de riesgo (G) presentados en la siguiente tabla:

Grupo de riesgo del agente biológico	Riesgo de infección	Riesgo de propagación	Profilaxis o tratamiento eficaz
1	Poco probable que cause enfermedad	No	Innecesario
2	Pueden causar una enfermedad y constituir un peligro para los trabajadores	Poco probable	Posible generalmente
3	Pueden provocar una enfermedad grave y constituir un serio peligro para los trabajadores	Probable	Posible generalmente
4	Provocan una enfermedad grave y constituyen un serio peligro para los trabajadores	Elevado	No conocido

Tabla 4: Grupo de Riesgo de los Agentes Biológicos (G). Obtenido de Real Decreto 664/1997, de 12 de mayo, sobre la protección de los trabajadores contra los riesgos relacionados con la exposición a agentes biológicos durante el trabajo.

Las <u>vías de trasmisión (T)</u> hacen referencia al mecanismo por el que el agente infeccioso se propaga de una fuente/reservorio a una persona, según el método BIOGAVAL-NEO:

VIA DE TRANSMISIÓN	PUNTUACIÓN
Directa (D)	1
Indirecta (I)	1
Área (A)	2

Tabla 5: vía de trasmisión de los Agentes Biológicos. Obtenido de Real Decreto 664/1997, de 12 de mayo, sobre la protección de los trabajadores contra los riesgos relacionados con la exposición a agentes biológicos durante el trabajo.

La <u>probabilidad de contacto (P)</u> se determina en función de la tasa de incidencia de la enfermedad causada por el microorganismo en cuestión, expresada como el número de casos por cada 100.000 habitantes en el año previo a la realización del estudio por el tipo de trabajador que analizamos. Asignando en función de esta tasa de incidencia una puntuación: un punto si es < 1, dos puntos si esta entre 1- 500, tres puntos si esta entre

501 – 999 y cuatro puntos si mayor a 1000. La información requerida para calcular la tasa de incidencia para las enfermedades transmisibles, se pueden consultar los monográficos del Centro Nacional de Epidemiología del Instituto de Salud Carlos III o en este caso través del Sistema de Enfermedades de Declaración Obligatorio del Servicio de Epidemiología de la Región de Murcia en el año 2022, por no disponerse de las del 2023 a fecha de realización del trabajo.

Pseudomonas Aeruginosa no está sujeta a la declaración obligatoria de enfermedades, lo que dificulta la estimación de la tasa de incidencia. Pero al tratarse de un microorganismo nosocomial, parece prudente evaluar su riesgo. Se considerará información la obtenida por el servicio de microbiología del hospital en cuestión, ya que se considera la fuente más fiable.

Para calcular la <u>frecuencia (F) con la que se realizan tareas de riesgo</u>, basándose en el tiempo que los empleados dedican a actividades que implican posible contacto con diversos agentes biológicos, se asigna una puntuación según el porcentaje de tiempo que se presenta a continuación y que es consistente para todos los agentes:

> ➢ 1 punto: Raramente < 20 %
> ➢ 2 puntos: Ocasional: 20 - 50 %
> ➢ 3 puntos: Frecuente: 51 - 80 %
> ➢ 4 puntos: Habitualmente > 80 %

Para el cálculo del <u>estado de vacunación del individuo (V)</u> considera tanto el porcentaje de empleados vacunados como la eficacia de la vacuna en la prevención de una infección inicial. Con la colaboración de profesionales de medicina preventiva, se establecerá el porcentaje de trabajadores vacunados para cada enfermedad, estimando así el porcentaje del personal protegido. La información sobre las vacunas se obtendrá de fuentes como BaseBIO del INSST y la Asociación Española de Vacunología.

> ➢ 1 punto: Vacunados menos del 50% y/o vacuna inefectiva para primoinfección.
> ➢ 2 puntos: Vacunados entre el 50 y el 69%.
> ➢ 3 puntos: Vacunados entre el 70 y el 90%.

➢ 4 puntos: Vacunados más del 90%.

Para valorar la repercusión de las <u>medidas higiénicas (MH)</u>, se completará el formulario proporcionado por el método Biogaval-Neo (Anexo I). Este formulario consta de 42 ítems con dos opciones de respuesta: afirmativa o negativa. Las respuestas se basarán en la información obtenida mediante observación directa y la proporcionada por los trabajadores. Se calculará el porcentaje de respuestas afirmativas y se asignará una puntuación en función de este dato:

$$Porcentaje = \frac{Respuestas\ afirmativas}{Respuestas\ afirmativas\ +\ respuestas\ negativas} \times 100$$

➢ 0 puntos: Respuestas afirmativas < 50%.
➢ 1 punto: Respuestas afirmativas 50-79%.
➢ 2 puntos: Respuestas afirmativas 80-95%.
➢ 3 puntos: Respuestas afirmativas >95%.

Una vez obtenida la puntuación de todos los factores de la ecuación, podemos determinar el <u>nivel de riesgo biológico (R)</u> para cada agente biológico a los que están expuestos estos trabajadores.

➢ Nivel de acción biológica (NAB) = 8. Por encima de este valor, serán necesarias medidas preventivas que disminuyan de la exposición al agente biológico.
➢ Límite de exposición biológica (LEB) = 12. Por encima de este valor, existe una situación de riesgo que no tolerable, siendo necesarias medidas correctoras de manera urgente.

6.2.1.3.- Realización de la evaluación y obtención de los resultados de exposición al riesgo
Se presentan los resultados de la evaluación en las siguientes tablas:

Tabla 6: Evaluación de Grupo de pertenencia del agente biológico y vía de trasmisión, así como sus puntuaciones. G=Grupo del agente biológico; T= Vía de trasmisión.

Agente biológico	Grupo (G)	Vía de trasmisión	(T)
Virus de la gripe	2	D + I + A	4
Virus SARS-CoV-2	3	D + I + A	4
Herpesvirus	2	D + I + A	4
Virus de la Hepatitis A	2	D + I	2
Virus de la Hepatitis B	3	D + I	2
Virus de la Hepatitis C	3	D + I	2
Virus de las paperas (Rubulavirus)	2	D	1
VIH	3	D + I	2
Virus del sarampión (Morbilivirus)	2	D + I + A	4
Virus de la rubéola	2	D + I	2
Mycobacterium tuberculosis	3	D + A	3
Neiseria meningeitidis	2	D	1
Bordetella pertusis	2	D	1
Streptococus grupo A	2	D + A	3
Pseudomonas Aeruginosa	2	D + I	2
Dermatofitos	2	D + I	2

Población de la Región del hospital en 2022: 463.150			
Agente biológico	Casos	Tasa de incidencia	Valor P
Virus de la gripe	690	149,8	2
Virus SARS-CoV-2	49.038	10.588	4
Herpesvirus	6436	420	2
Virus de la Hepatitis A	11	0,7	1
Virus de la Hepatitis B	10	0,7	1
Virus de la Hepatitis C	125	8,2	2

Virus de las paperas (Rubulavirus)	27	1,8	2
VIH	95	6,3	2
Virus del sarampión (Morbilivirus)	0	0	1
Virus de la rubéola	1	0,1	1
Mycobacterium tuberculosis	132	8,6	2
Neiseria meningeitidis	4	0,3	1
Bordetella pertusis	4	0,3	1
Streptococus grupo A	108	7	2
Pseudomonas Aeruginosa		90	2
Dermatofitos	4631,5	1000	4

Tabla 7: Calculo de la probabilidad de contacto (valor P) para la población de la región en la que se encuentra el hospital. Elaboración propia.

Para el cálculo de la frecuencia con la que se realizan tareas de riesgo, se entrevista y sigue durante varias jornadas laborales a los trabajadores implicados (3 técnicos que trabajan en diferentes turnos), obteniéndose una media de 2 horas realizando tareas que podrían suponer un contacto con agentes biológicos por cada turno de 7 horas. Lo que equivale a un 28,57% de su jornada laboral.

Frecuencia de realización tareas en contacto con agentes biológicos	Puntuación F
28,57%	2

Tabla 8: Puntuación de frecuencia de realización de tareas de riesgo (F) del analista del hospital según el método Biogaval-neo. Elaboración propia.

Agente biológico	Vacunados	% de vacunados	Puntuación V
Virus de la gripe	2/3	66,67%	2

Virus SARS-CoV-2	2/3	66,67%	2
Herpesvirus	1/3	33,33%	1
Virus de la Hepatitis A	3/3	100%	4
Virus de la Hepatitis B	3/3	100%	4
Virus de la Hepatitis C	No disponible o poco eficaz		1
Virus de las paperas (Rubulavirus)	3/3	100%	4
VIH	No disponible o poco eficaz		1
Virus del sarampión (Morbilivirus)	3/3	100%	4
Virus de la rubéola	3/3	100%	4
Mycobacterium tuberculosis	1/3	33,33%	1
Neiseria meningeitidis	No disponible o poco eficaz		1
Bordetella pertusis	2/3	66,67%	2
Streptococus grupo A	No disponible o poco eficaz		1
Pseudomonas Aeruginosa	No disponible o poco eficaz		1
Dermatofitos	No disponible o poco eficaz		1

Tabla 9: Puntuación del estado de vacunación de los analistas del hospital según el método Biogaval-neo. Elaboración propia.

En cuanto a las medidas higiénicas, las respuestas de los trabajadores se encuentran reflejadas en el Anexo I. El resultado final es el siguiente: 30 respuestas afirmativas, 8 negativas y 4 no aplican, de modo que se las respuestas afirmativas son del 78,94%, lo que se traduce en una reducción del riesgo biológico (R) de 1 punto.

Agente biológico	G	T	P	F	V	MH	R
Virus de la gripe	2	4	2	2	2	1	7
Virus SARS-CoV-2	3	4	4	2	2	1	10
Herpesvirus	2	4	2	2	1	1	8
Virus de la Hepatitis A	2	2	1	2	4	1	2
Virus de la Hepatitis B	3	2	1	2	4	1	3
Virus de la Hepatitis C	3	2	2	2	1	1	7
Virus de las paperas (Rubulavirus)	2	1	2	2	4	1	2
VIH	3	2	2	2	1	1	7
Virus del sarampión (Morbilivirus)	2	4	1	2	4	1	4
Virus de la rubéola	2	2	1	2	4	1	2
Mycobacterium tuberculosis	3	3	2	2	1	1	8
Neiseria meningeitidis	2	1	1	2	1	1	4
Bordetella pertusis	2	1	1	2	2	1	3
Streptococus grupo A	2	3	2	2	1	1	7
Pseudomonas Aeruginosa	2	2	2	2	1	1	6
Dermatofitos	2	2	4	2	1	1	8

Tabla 10: Nivel de riesgo biológico del puesto de analista del hospital siendo G= Grupo agente biológico, T= vía de transmisión, P= probabilidad de contacto, F= frecuencia de realización de tarea que puede implicar riesgo, V= vacunación y MH= Medidas higiénicas.

6.2.1.4.- Valoración de los resultados obtenidos, en base a los criterios de valoración

Con el presente análisis del riesgo biológico podemos extraer las siguientes conclusiones:

> No se ha detectado que ningún microorganismo supere el límite de exposición biológica (R > 12), por lo que no hay un riesgo intolerable.

➢ El virus de SARS-CoV-2 excede el nivel de acción biológica (R > 8). Por consiguiente, se requiere implementar intervenciones con el fin de establecer medidas preventivas que contribuyan a mitigar o eliminar este riesgo.

➢ Los virus de la Herpes, Mycobacterium tuberculosis y los hongos dermatofitos tienen una puntuación de 8, por lo que se encuentran en el límite del nivel de acción biológica y, por lo tanto, podrían superar este valor en ciertas circunstancias. Por esta razón, es crucial para la seguridad de los trabajadores realizar evaluaciones periódicas del riesgo biológico que representan estos microorganismos.

6.2.1.5.- Propuesta de medidas y controles preventivos

Ya que se trata de un puesto de trabajo que por su naturaleza impide la posibilidad de eliminar el riesgo por completo, se proponen medidas y controles preventivos que tiene por objetivo reducir el riesgo como mantener las condiciones de seguridad.

Para reducir el riesgo se proponen las siguientes medidas:

Técnicas:

➢ Remplazamiento cuando sea posible, el material de vidrio por material plástico equivalente que sirva al mismo propósito, con el fin de prevenir cortes.
➢ Utilizar materiales que estén equipados con dispositivos de seguridad biológica para proteger al trabajador en caso de pinchazos accidentales, cumpliendo con los requisitos establecidos según la NTP 875. Esta medida podría reducir significativamente la incidencia de pinchazos accidentales.
➢ Se propone implementar el sistema de doble taquilla, permitiendo así que el trabajador tenga espacios separados para almacenar tanto su ropa de calle como su uniforme de trabajo.

Organizativas:

➢ Se recomienda establecer turnos rotativos en aquellas actividades que impliquen un mayor riesgo biológico para el personal, de manera que se pueda disminuir el tiempo de exposición diaria al riesgo.

➢ Implementar un programa de vacunación para todo el personal sanitario expuesto a riesgos biológicos, para aquellos microorganismos para los cuales existan vacunas eficaces.

<u>Formación e información</u>:

➢ Concienciar y formar a estos técnicos de la importancia de seguir las directrices de vacunación para la prevención de enfermedades, sobre todo a aquellos que por voluntad propia no han querido vacunarse.

➢ Brindar formación a los técnicos sobre el adecuado uso y cuidado de los Equipos de Protección Individual (EPIs) y equipos de trabajo. De esta manera, si surge algún problema como roturas o desperfectos, el trabajador estará capacitado para informar al responsable y evitar así exponerse al riesgo.

➢ Capacitar y concienciarlos sobre los riesgos asociados con sus tareas laborales, y proporcionarles información detallada sobre las medidas preventivas y los protocolos que deben seguir para evitar dichos riesgos.

➢ Promover y motivar la práctica del lavado de manos con agua y jabón o gel hidroalcohólico en los cinco momentos definidos por la Organización Mundial de la Salud (OMS).

➢ Fomentar la comunicación de accidentes sin atribuir culpas, sino enfocándose en identificar medidas que puedan adoptarse para prevenir su recurrencia.

Los controles preventivos serán fundamentales, y se prestará especial atención a los microorganismos que están en el límite del riesgo biológico:

➢ Revisión y aseguramiento del cumplimiento de los protocolos de trabajo diseñados para reducir los riesgos biológicos.

➢ Control y supervisión del uso adecuado de los EPIs.

➢ Control y supervisión de la adecuada manipulación de muestras biológicas y materiales potencialmente contaminados.

➢ Verificación de la implementación de un sistema adecuado para la eliminación de muestras biológicas.

➢ Realización de exámenes médicos regulares a los técnicos al inicio del empleo, anualmente y en caso de cualquier incidente.

6.3.- Disciplina de Ergonomía y Psicosociología Aplicada

6.3.1.- Evaluación ergonómica del riesgo postural de farmacéutico de unidosis.

En esta evaluación ergonómica del farmacéutico de unidosis se evaluará el riesgo postural relacionado con este puesto de trabajo que utiliza pantallas de visualización de datos (PVD).

Este trabajador se encuentra en una posición sentada, utilizando una mesa y equipo informático con PVD. Se evalúan los componentes habituales de estas estaciones de trabajo, como la silla, el escritorio, la pantalla, el teclado, el ratón y otros periféricos. Su aplicación produce una evaluación del riesgo y una estimación de las acciones requeridas para reducir dicho riesgo en el puesto de trabajo.

La mayoría de la jornada laboral se realiza en un despacho equipado con un escritorio y una silla giratoria. Durante estas actividades, el trabajador está expuesto a una carga postural elevada y a períodos prolongados de inactividad, lo que puede provocar diversos trastornos musculoesqueléticos, fatiga mental y problemas visuales, entre otros riesgos.

Estas tareas implican el uso constante y sistemático de dispositivos informáticos, lo que las clasifica claramente como tareas de PVD según lo estipulado en el artículo 2 del Real Decreto 488/1997. Por lo tanto, es necesario llevar a cabo una evaluación ergonómica utilizando el método ROSA debido al uso de PVD.

A continuación, se presenta una tabla que proporciona una descripción detallada del puesto, incluyendo las tareas realizadas, el mobiliario y equipos utilizados, los principales programas empleados y el tiempo estimado de uso de las pantallas de visualización de datos.

Tareas realizadas:	
❖ Validación de las prescripciones médicas del hospital ❖ Comprobación de stock del almacén automatizado vertical (Kardex ®) ❖ Gestión del inventario. ❖ Retirada de productos según alertas farmacéuticas.	

Mobiliario de la oficina:	Equipos de trabajo empleados:
• Mesa de oficina compartida • Silla giratoria. • Cajoneras.	• Ordenador: Torre y doble pantalla. • Periféricos (ratón y teclado). • Impresora. • Teléfono inalámbrico.

Uso medio de PVD:	Programas informáticos empleados:
• Una media superior a 6 horas y media diarias (> 80% del tiempo de trabajo).	• Software especializado en prescripción electrónica: MIRE • Microsoft Office (Word, Access, Excel, Outlook) • Programa de historia clínica electrónica: Selen • Programa de gestión farmacéutica: SEVAC

(En la fila superior de la tabla, columna izquierda: • Archivadores.)

6.3.1.1.- Objeto y alcance

El objetivo de la evaluación ergonómica utilizando el método ROSA en este contexto es identificar y mitigar los riesgos asociados con el trabajo en un despacho equipado con dispositivos informáticos. Esto incluye reducir la carga postural, combatir la inactividad prolongada y prevenir trastornos musculoesqueléticos, fatiga mental y problemas visuales, entre otros riesgos.

El alcance de la evaluación abarcará la descripción detallada del puesto de trabajo, las tareas realizadas, el mobiliario y equipos utilizados, los principales programas empleados y el tiempo estimado de uso de las pantallas de visualización de datos. Además, se incluirán recomendaciones específicas para mejorar la ergonomía y la salud de los trabajadores, con el objetivo de crear un entorno laboral más seguro y saludable.

6.3.1.2.- Descripción de la metodología

Se realiza la evaluación ergonómica con el método ROSA, que determina la disparidad entre las características del puesto bajo evaluación y las de un puesto de oficina ideal. Este proceso implica el uso de diagramas de puntuación, los cuales asignan una valoración a cada uno de los componentes del puesto, incluyendo la silla, la pantalla, el teclado, el ratón y el teléfono. A la situación ideal se le asigna una puntuación de 1 en los diferentes diagramas de puntuación y conforme se desvía de la idealidad (o neutralidad) se aumenta el valor hasta un total de 3. Además, el tiempo dedicado por el trabajador a cada uno de los elementos durante la jornada laboral se utiliza para ajustar la puntuación obtenida, incrementándola o disminuyéndola según corresponda. Una vez que se han obtenido las puntuaciones para los cinco elementos (silla, pantalla, teléfono, ratón, teclado) del puesto según lo considerado por ROSA, se generan puntuaciones parciales y la puntuación final de ROSA mediante la consulta de las tablas que se presentarán en los anexos así como el diagrama de flujo de este método. El valor final oscila entre 1 y 10. Con una puntuación de 1 se considera que el riesgo es inapreciable y que por tanto la actuación no es necesaria; con una puntuación de 2-4 se considera que el riesgo es bajo y por tanto pueden mejorarse algunos aspectos del puesto; valores superiores a 5 indican un riesgo elevado que será muy alto (6-8) o extremo (9-10) requiriendo en consecuencia actuación, que será cuanto antes o urgentemente respectivamente. Para realizar esta evaluación de manera correcta es recomendable tomar fotos del trabajador en su puesto, además de entrevistarlo en la visita a la empresa.

6.3.1.3.- Realización de la evaluación y obtención de los resultados de exposición al riesgo

Se realizará una evaluación de cada elemento y después se obtendrá la puntuación final. Durante una semana se obtiene material videográfico con una cámara y un trípode de dos farmacéuticos de unidosis (residente y adjunto responsable). La grabación se efectuará desde diferentes ángulos: frontal, lateral y superior, tras obtener el consentimiento de los trabajadores para la grabación y proporcionarles información sobre su propósito.

Se llevarán a cabo mediciones previas de elementos clave, como la altura y la profundidad de la mesa. Además, se colocarán objetos de dimensiones específicas para servir como referencia en el análisis de las imágenes.

SILLA		
En la que se emplean más de 4 horas al día o más de 1 hora ininterrumpida en un día		
Asiento	Reposabrazos	Respaldo
Respecto a la altura del asiento no hay contacto con de los pies con el suelo.	Habitualmente el reposabrazos esta	No tiene apoyo lumbar.

	demasiado alto y los hombros están encogidos	
Respecto a la profundidad del asiento este es muy largo, con menos de 8 cm de espacio entre el asiento y la parte trasera de las rodillas	Los reposabrazos son ajustables	Ajustable.
Además, la profundidad del asiento no es regulable.		
Puntuación: 3 + 2 + 1	Puntuación: 2 + 2	
Puntuación total de la silla: 5		

Combinando las puntuaciones de altura y profundidad del asiento, así como la de reposabrazos y respaldo obtenemos siguiendo la tabla A del método ROSA una puntuación de 4, a la que se le suma +1 por el tiempo de uso diario de la misma.

PANTALLA	
En la que se emplean más de 4 horas al día o más de 1 hora ininterrumpida en un día.	
Pantalla entre a 60 cm de distancia de los ojos y el borde superior a la altura de los ojos	La segunda pantalla esta desviada lateralmente
	Es necesario manipular documentos que no tienen atril o soporte. Se colocan sobre la mesa

Puntuación: 1 + 1 + 1 = 3

TELEFONO

Menos de 1 hora al día en total o menos de 30 minutos ininterrumpidos en un día.

No se utilizan cascos o auriculares, el teléfono esta a menos de 30 cm.	En alguna ocasión puntual el trabajador sujeta el teléfono entre el cuello y el hombro mientras revisa algún papel.
El teléfono tiene función de manos libres.	

Puntuación total: 1 + 2 = 3

RATÓN

En la que se emplean más de 4 horas al día o más de 1 hora ininterrumpida en un día.

El ratón suele estar ligeramente alejado del cuerpo	Tiene un tamaño estándar que no requiere agarrarlo en pinza
No se dispone de reposamanos.	En ocasiones se colocan los papales en la mesa y por falta de espacio se coloca el teclado sobre la torre del ordenador ocasionando que teclado y ratón queden a diferentes alturas.

Puntuación total: 1 + 2 + 1 = 4

<table>
<tr><td colspan="2" align="center">TECLADO</td></tr>
<tr><td colspan="2">En la que se emplean más de 4 horas al día o más de 1 hora ininterrumpida en un día.</td></tr>
<tr><td align="center">Las muñecas están rectas y los hombros relajados</td><td align="center">Hay estanterías y en ocasiones se deben alcanzar carpetas por encima del nivel de la cabeza.</td></tr>
<tr><td align="center">En ocasiones las muñecas están desviadas lateralmente hacia dentro.</td><td align="center">En ocasiones se colocan los papales en la mesa y por falta de espacio se coloca el teclado sobre la torre del ordenador ocasionando que los hombros estén encogidos.</td></tr>
<tr><td colspan="2" align="center">Puntuación total: 1 + 2 + 1 + 1 = 5</td></tr>
</table>

A continuación, se obtiene el valor de la tabla B (igual a 3) combinando la puntuación de teléfono (3) y pantalla (3) y la tabla C (6) combinando la puntuación de ratón (4) y teclado (5). Obteniendo así la tabla D que nos da la puntuación de pantalla y periféricos igual a 6.

Finalmente, se obtiene con la tabla E de este método un valor de 6 puntos.

6.3.1.4.- Valoración de los resultados obtenidos, en base a los criterios de valoración

Se obtiene un valor final de 6, equivalente a un riesgo muy alto que condiciona un nivel 3, indicando que la actuación es necesaria cuanto antes. Las puntuaciones que superan o alcanzan el umbral establecido por el método, como se describe en la NTP 1173, están asociadas con un aumento significativo en el malestar del empleado y pueden indicar un riesgo elevado de lesiones. Por lo tanto, la implementación de medidas correctivas y preventivas en el puesto de trabajo debe llevarse a cabo lo antes posible.

6.3.1.5.- Propuesta de medidas y controles preventivos

Fruto de la evaluación del riesgo se pasa a describir los controles preventivos (si los hay) y medidas preventivas para en los apartados siguientes planificar la actividad preventiva.

<u>Medidas técnicas</u>:

- ➢ Adquisición de sillas individuales que permitan a cada trabajador mantener una postura ergonómica sin necesidad de ajustes diarios. Estas sillas deben contar con altura, respaldo y reposabrazos ajustables.
- ➢ Adquisición de auriculares para los teléfonos en lugares accesibles para el personal, evitando posturas dañinas para su uso.
- ➢ Reemplazo de las pantallas de los ordenadores por una pantalla grande que pueda colocarse centrada.
- ➢ Compra de reposamanos adecuados para los ratones utilizados.
- ➢ Adquisición de atril o soporte para los documentos.

<u>Medidas organizativas</u>:

- ➢ Implementación de pausas regladas para el personal, con el fin de prevenir la fatiga visual y mental, así como posturas inadecuadas durante períodos prolongados.

<u>Formación e información</u>:

- ➢ Realización de cursos y charlas sobre la relevancia de mantener una postura adecuada durante la jornada laboral, con el propósito de prevenir lesiones.
- ➢ Notificar a los médicos de prevención acerca del riesgo ergonómico asociado a sus roles laborales.

<u>Controles preventivos</u>:

- ➢ Realizar revisiones periódicas para asegurar que los trabajadores mantienen posturas adecuadas durante su jornada laboral.
- ➢ Verificar regularmente que el material utilizado esté en condiciones óptimas.
- ➢ Establecer controles periódicos del estado de salud de los trabajadores.

7.- PLANIFICACIÓN DE LA ACTIVIDAD PREVENTIVA

7.1.- Introducción

Como conclusión, de acuerdo con el artículo 16 de la Ley de Prevención de Riesgos Laborales (LPRL) y el artículo 8 del Real Decreto 39/1997 que regula el Reglamento de los Servicios de Prevención (RSP), este apartado consistirá en la planificación de la implantación de las medidas preventivas propuestas en la evaluación para reducir, minimizar los riesgos o controlar los riesgos identificados. Para esta implantación de la actividad preventiva será necesario el criterio de priorización en función del nivel de riesgo; cuando este no esté controlado, se proponen medidas preventivas para reducir el riesgo y cuando si lo está, se proponen controles preventivos recurrentes que aseguren que el riesgo sigue controlado. A mayor nivel de riesgo detectado, el criterio de implantación de la medida será más urgente. Esta planificación será en medidas generales similar, tanto si se ha realizado la evaluación con métodos generales o específicos siendo la diferencia la asignación de la prioridad de la implantación de las medidas.

El plan se desarrollará conforme a lo especificado en la Sección 2ª "Planificación de la actividad preventiva" del Capítulo II del RD 39/1997 sobre RSP (artículos 8 y 9). Esta planificación abarcará la designación de responsables, así como los recursos humanos y materiales esenciales para alcanzar los objetivos establecidos: la ejecución de acciones preventivas y su respectivo seguimiento y control. Además, se establecerán las etapas y prioridades para su implementación, considerando la gravedad de los riesgos identificados en la evaluación y el número de trabajadores expuestos a los mismos.

Los niveles de prioridad para la implementación de medidas y la ejecución de controles preventivos, dependerán de la disciplina, tal y como se describe a continuación:

• **Disciplina de Seguridad Laboral:** siguiendo el método de ISSNT, la priorización en función del riesgo y plazo orientativo de adopción de las medidas y controles preventivos en la evaluación de Seguridad en el Trabajo del puesto de técnico de farmacia en el hospital sería la siguiente:

Prioridad	Evaluación del riesgo	Plazo aproximado
1	Trivial	A criterio de la empresa
2	Tolerable	Entre 6 meses y 1 año
3	Moderado	Entre 1 y 6 meses
4	Importante	Entre 1 semana y 1 mes
5	Intolerable	Inmediata

Tabla 11: Priorización en función del riesgo y plazo orientativo de adopción de las medidas y controles preventivos. Elaboración propia.

• **Disciplina de Higiene industrial**: La evaluación a través del método Biogaval-Neo nos permite clasificar el riesgo en tres niveles:

> Riesgos intolerables: se refieren a aquellos riesgos que exceden el límite de exposición biológica y requieren la implementación inmediata de medidas.

> Situaciones mejorables que no representan riesgo urgente: son aquellas que superan el nivel de acción biológica pero no el límite de exposición biológica. Se requiere una nueva evaluación.

> Situaciones tolerables: son aquellas que no sobrepasan el nivel de acción biológica. No necesitan acciones preventivas ni correctivas, pero se debe llevar a cabo una vigilancia periódica.

Prioridad	Evaluación del riesgo	Plazo aproximado
1	Tolerable	A criterio de la empresa
2	Situación mejorable y medida dirigida a la protección individual	6 meses
3	Situación mejorable y medida dirigida a la protección colectiva	1 mes
4	Riesgo Intolerable	Inmediata

Tabla 12: Priorización en función del riesgo y plazo orientativo de adopción de las medidas y controles preventivos. Elaboración propia.

• **Disciplina de ergonomía y psicosociología aplicada**: Siguiendo la evaluación de riesgos especifica indicada (ROSA), se propone la siguiente priorización en función del nivel de riesgo:

Prioridad	Evaluación del riesgo	Plazo aproximado
1	Bajo	A criterio de la empresa
2	Elevado	6 meses
3	Muy alto	1 mes
4	Extremo	Inmediata

Tabla 13: Priorización en función del riesgo y plazo orientativo de adopción de las medidas y controles preventivos. Elaboración propia.

7.2.- Planificación y controles correspondientes a la disciplina de Seguridad en el Trabajo

Pasa a detallarse a continuación.

7.2.1.- Tabla de planificación de medidas correspondientes a la evaluación realizada en Seguridad en el Trabajo

Ubicación del riesgo	Riesgo	Causa del riesgo	Medida preventiva	Tipo de medida preventiva	Prioridad	Presupuesto	Responsable	Fecha prevista de implantación
Almacén SFH	Caída de personas a distinto nivel	Riesgo de caídas debido al uso inadecuado de métodos no apropiados para alcanzar niveles superiores en estanterías de almacenamiento, tales como alturas inseguras y caídas de menos de 2 metros.	Capacitar a los empleados en medidas seguras para acceder a zonas de almacenamiento en alturas elevadas	Formación	3	Cubierto por el servicio de prevención del Hospital (SPH)	Jefe de Servicio	Julio 2024
		Potenciales incidentes de caídas al emplear de forma incorrecta las escaleras manuales tipo tijera en el almacén, particularmente en caídas desde alturas inferiores a 2 metros.	Capacitación en el uso de escaleras de mano y en la implementación de medidas preventivas adecuadas	Formación	3	SPH	Jefe de Servicio	Julio 2024
		Posibles fallos de mantenimiento en la escalera de mano ubicada en el almacén.	Implementar un programa de mantenimiento preventivo periódico para la escalera de mano en el almacén	Organizativa	3	Asumido por Dirección médica (DM)	Jefe de Servicio	Julio 2024

Caída de personas al mismo nivel	Existencia potencial de objetos o materiales en áreas de tránsito con el riesgo de ocasionar tropiezos y caídas.	Suministrar a los empleados instrucciones claras sobre la importancia de mantener la limpieza y el orden en los espacios, haciendo especial hincapié en evitar obstruir las vías de tránsito o circulación.	Formativa	2		SPH	Jefe de Servicio	Enero 2025
Posible caída de objetos debido a colapso o derrumbamiento	Las estanterías del almacén no están fijadas a la pared. Existe el riesgo de colapso tanto de las estanterías como de los productos almacenados.	Asegurar las estanterías mediante un sólido anclaje a la pared para garantizar su integridad y seguridad.	Técnica	5	10.000 €		Dirección del hospital	Mayo 2024 (inmediata)
Incendio	Potenciales incendios causados por el deterioro del sistema eléctrico o de los aparatos eléctricos.	Capacitar al personal para que pueda identificar posibles daños en el sistema eléctrico.	Formativa	4		SPH	Dirección del hospital	Mayo 2024
		Educar al personal para que esté al tanto de cómo actuar ante situaciones de riesgo eléctrico.	Formativa	4		SPH	Dirección del hospital	Mayo 2024
Golpes / cortes por objetos o herramientas	Posibilidad de cortes por manipulación incorrecta de materiales de desecho de vidrio rotos	Cambiar el material de vidrio por alternativas que no presenten riesgo de rotura y/o que sean	Técnica	2		DM	Farmacéutico especialista adjunto	Abril 2025

							responsable de compras	
		procedentes del acondicionamiento de algunos sueros.	desechables, siempre que estén disponibles y sean adecuadas para la misma función.					
		Posibilidad de cortes con cúter al abrir material de embalaje	Provisión de guantes de seguridad para el manejo de cortadoras u otras herramientas afiladas.	Epis	2	1.000 €	Dirección del hospital	Abril 2025
	Discomfort Ambiental	Posible sensación de frío debido a que algunos medicamentos requieren condiciones de conservación de 2 a 8 °C y deben colocarlos en la cámara frigorífica.	Suministrar uniformes adecuados para la temperatura de la cámara frigorífica.	Técnica	4	1.000 €	Jefe de Servicio	Mayo 2024
			Instruir a los trabajadores sobre el frío y recomendarles que vengan con ropa adecuada.	Formativa	4	SPH	Jefe de Servicio	Mayo 2024

7.2.2.- Tabla de controles preventivos correspondientes a la evaluación realizada en Seguridad en el Trabajo

Ubicación del riesgo	Riesgo	Causa del riesgo	Controles preventivos	Responsable	Fecha de control	Resultado del control	Acción
Almacén SFH	Caída de personas a distinto nivel	Riesgo de caídas debido al uso inadecuado de métodos no apropiados para alcanzar niveles superiores en estanterías de almacenamiento, tales como alturas inseguras y caídas de menos de 2 metros.	Garantizar el uso adecuado de métodos para acceder a las áreas elevadas de las estanterías.	Jefe de Servicio			
		Potenciales incidentes de caídas al emplear de forma incorrecta las escaleras manuales tipo tijera en el almacén, particularmente en caídas desde alturas inferiores a 2 metros.	Supervisar que los empleados utilicen la escalera de forma correcta.	Jefe de Servicio			
		Posibles fallos de mantenimiento en la escalera de mano ubicada en el almacén.	Realizar controles habituales para evaluar la condición de la escalera de mano, como verificar la estabilidad estructural, las conexiones entre elementos, el funcionamiento del dispositivo de seguridad para limitar la apertura, el estado de los peldaños y las zapatas antideslizantes, entre otros aspectos	Servicio de prevención (SP)			
	Caída de personas al mismo nivel	Existencia potencial de objetos o materiales en áreas de tránsito con el riesgo de ocasionar tropiezos y caídas.	Se realizarán verificaciones para asegurar el mantenimiento de condiciones adecuadas de orden y limpieza en los lugares de paso.	Supervisor del servicio			

Incendios	Potenciales incendios causados por el deterioro del sistema eléctrico o de los aparatos eléctricos	Planificar revisiones periódicas del sistema eléctrico, así como inspecciones regulares.				
Posible caída de objetos debido a colapso o derrumbamiento	Posible caída de objetos debido a colapso o derrumbamiento	Supervisar las condiciones de almacenamiento de productos y materiales, incluyendo la distribución de cargas y su disposición.	Jefe de servicio			
		Realizar inspecciones regulares de las estructuras de almacenamiento para verificar el estado y la integridad de todos sus componentes.	SP			
Golpes / cortes por objetos o herramientas	Posibilidad de cortes por manipulación incorrecta de materiales de desecho de vidrio rotos procedentes del acondicionamiento de algunos sueros.	Asegurarse de que se emplean los métodos apropiados para desechar de forma segura los materiales de vidrio quebrados.	SP			
Discomfort Ambiental	Posible sensación de frío debido a que algunos medicamentos requieren condiciones de conservación de 2 a 8 °C y deben colocarlos en la cámara frigorífica.	Verificar el correcto uso de los uniformes/abrigos.	Jefe de Servicio			

7.3.- Planificación y controles correspondientes a la disciplina de Higiene Industrial

Ubicación del riesgo	Riesgo	Causa del riesgo	Controles preventivos	Responsable	Fecha de control	Resultado del control	Acción
Fómites	Exposición a agentes biológicos	Contacto accidental directo/indirecto con materiales/superficies contaminadas con fluidos biológicos	Asegurar que se sigan adecuadamente las directrices de trabajo incluyendo el uso de equipos de protección personal (EPIs), el manejo de muestras.	Servicio de prevención			
			Revisión de la correcta formación de los trabajadores.	Supervisor/a de la unidad			
			Supervisión de la condición de salud de los empleados.	Servicio de prevención			
Pacientes		Generación de aerosoles	Empleo adecuado de los EPIs (mascarillas FFP2)	Supervisor/a de la unidad			
Instrumentos cortantes		Exposición a microorganismos patógenos durante la manipulación de objetos afilados o punzantes.	Observación del manejo adecuado de material punzante por parte del personal.	Supervisor/a de la unidad			
			Control de la condición de los recipientes designados para desechar materiales afilados y punzantes	Servicio de prevención			

7.3.1.- Tabla de planificación de medidas correspondientes a la evaluación realizada en Higiene Industrial

Ubicación del riesgo	Riesgo	Causa del riesgo	Medida preventiva	Tipo de medida preventiva	Prioridad	Presupuesto	Responsable	Fecha prevista de implantación
Habitación del paciente y trasporte de muestras	Exposición a agentes biológicos.	Exposición a microorganismos que se trasmiten por aerosoles	Adquisición de EPIs certificados (mascarillas)	Técnica	4	81,6€/mes	Director/a médico	Mayo-24
		Exposición a microorganismos que se trasmiten por reservorios o fómites	Implementación de un programa de vacunación para personal expuesto a riesgos biológicos.	Organizativa	2	Asumido por el hospital	Director/a médico y Servicio de prevención	Septiembre-24
		Exposición a microorganismos que se trasmiten por reservorios o fómites	Elaboración de protocolos de correcta utilización de EPIs, así como de buenas prácticas de higiene.	Organizativa	3	Asumido por el hospital	Jefe/a del Servicio de Farmacia	Julio-24
		Exposición a microorganismos que se trasmiten por reservorios o fómites	Concienciación de los trabajadores sobre los riesgos asociados con sus tareas laborales, y proporcionarles información detallada sobre las medidas preventivas y los protocolos que deben seguir para evitar dichos riesgos.	Formativa	2	Asumido por el hospital	Jefe/a del Servicio de Farmacia	Septiembre-24
		Exposición a microorganismos patógenos cuyas	Proporcionar información sobre los beneficios de recibir vacunas, en relación con	Formativa	3	Asumido por el hospital	Servicio de prevención	Julio-24

		enfermedades puedes prevenirse	diversas enfermedades infectocontagiosas					
		Exposición a microorganismos que se trasmiten por reservorios o fómites	Promover y motivar la práctica del lavado de manos	Formativa	2	Asumido por el hospital	Servicio de prevención	Septiembre-24
		Exposición a microorganismos que se trasmiten por reservorios o fómites	Fomentar la comunicación de accidentes sin atribuir culpas, sino enfocándose en identificar medidas que puedan adoptarse para prevenir su recurrencia.	Formativa	1	Asumido por el hospital	Servicio de prevención	Noviembre-24

7.3.2.- Tabla de controles preventivos correspondientes a la evaluación realizada en Higiene Industrial

Ubicación del riesgo	Riesgo	Causa del riesgo	Controles preventivos	Responsable	Fecha de control	Resultado del control	Acción
Habitación del paciente y trasporte de muestras	Exposición a agentes biológicos	Exposición a microorganismos que se trasmiten por reservorios, aerosoles o fómites	Revisión y aseguramiento del cumplimiento de los protocolos de trabajo diseñados para reducir los riesgos biológicos	SP			
			Control y supervisión del uso adecuado de los EPIs.	Supervisor de la unidad			
			Control y supervisión de la adecuada manipulación de muestras biológicas y materiales potencialmente contaminados	SP			
			Verificación de la implementación de un sistema adecuado para la eliminación de muestras biológicas	SP			
			Controles médicos anuales o ante cualquier incidente	SP			

7.4.- Planificación y controles correspondientes a la disciplina de Ergonomía y Psicosociología Aplicada

7.4.1.- Tabla de planificación de medidas correspondientes a la evaluación realizada en Ergonomía y Psicosociología Aplicada

Ubicación del riesgo	Riesgo	Causa del riesgo	Medida preventiva	Tipo de medida preventiva	Prioridad	Presupuesto	Responsable	Fecha prevista de implantación
Silla	Carga postural/física	Posturas inapropiadas adoptadas por los trabajadores	Impartir formación a los trabajadores sobre la importancia de mantener una postura adecuada.	Formación	3	Asumida por hospital	Director del hospital	Junio 2024
			Proporcionar una silla individual a cada trabajador, eliminando la necesidad de ajustes diarios.	Técnica	3	2.000 €	Director del hospital	Junio 2024
Pantalla	Dificultades visuales.	Doble pantalla que ocasiona que una este ubicada lateralmente	Adquisición de una pantalla de mayor tamaño para poder ubicarla en la zona central.	Técnica	3	1.500 € / puesto de trabajo	Director del hospital	Junio 2024
			Formar sobre correcta colocación de las pantallas y su importancia	Formación	3	Asumida por hospital	Director del hospital	Junio 2024
Balda	Carga postural/física	Estiramiento o alzamiento del cuerpo para alcanzar una	Colocar la balda de modo que el trabajador pueda alcanzarla estando	Técnica	3	SP	Director del hospital	Junio 2024

		balda con peso ubicada sobre la cabeza del trabajador, resultando en posturas inapropiadas	sentado, sin necesidad de estirarse o adoptar posturas peligrosas.					
Ratón	Carga postural/física	Ausencia de reposa manos adecuado	Adquisición de reposa manos	Técnica	3	200 €	Director del hospital	Junio 2024
Teléfono	Carga postural/física	Ausencia de auriculares con la consecuente adopción de posturas inadecuadas	Adquisición de auriculares apropiados y cómodos.	Técnica	3	300 €	Director del hospital	Junio 2024
		Adquisición de posturas inadecuadas al sujetar el teléfono con el hombro.	Formar sobre el uso ergonómico del teléfono y su importancia	Formativa	3	Asumido por el hospital	Director del hospital	Junio 2024
Duración de uso	Carga física y mental y dificultades visuales.	Ausencia de descansos de trabajo	Establecimiento de pausas regladas no visualizando pantallas	Organizativa	3	Asumido por el hospital	Director del hospital	Junio 2024
		Dedicación ininterrumpida a la misma tarea	Incorporar nuevas responsabilidades al puesto de trabajo que faciliten cambios de postura durante al menos parte de la jornada laboral	Organizativa	3	Asumido por el hospital	Director del hospital	Junio 2024

7.4.2.- Tabla de controles preventivos correspondientes a la evaluación realizada en Ergonomía y Psicosociología Aplicada

Ubicación del riesgo	Riesgo	Causa del riesgo	Controles preventivos	Responsable	Fecha de control	Resultado del control	Acción
Puesto de trabajo del farmacéutico de unidosis	Adopción de posturas potencialmente peligrosas	Adoptar posturas ergonómicamente desfavorables.	Verificar que los trabajadores utilizan correctamente los elementos, manteniendo posturas ergonómicas adecuadas	SP			
			Controles médicos periódicos con recomendaciones para los trabajadores para evitar problemas de salud	SP			
		Posibles deterioros de los elementos o materiales	Verificar que todos los componentes del puesto de trabajo, como la silla, la pantalla, el teléfono y el ratón, se encuentren en condiciones óptimas	Mantenimiento			
	Tiempo de uso de pantallas de visualización de datos	Ausencia de pausas	Verificación de la toma de descansos activos	Jefe de Servicio			

8.- BIBLIOGRAFÍA

8.1.- Legislación

- España. Real Decreto 39/1997, de 17 de enero, por el que se aprueba el Reglamento de los Servicios de Prevención. Boletín Oficial del Estado, 31 de enero de 1997, núm. 27, de 31/01/1997.

-España. Ley 31/1995, de 8 de noviembre, de Prevención de Riesgos Laborales. BOE, 10 de noviembre de 1995, núm. 269, de 10/11/1995.

-España. Real Decreto 488/1997, de 14 de abril, sobre disposiciones mínimas de seguridad y salud relativas al trabajo con equipos que incluyen pantallas de visualización.

-España. Real Decreto 614/2001, de 8 de junio, sobre disposiciones mínimas para la protección de la salud y seguridad de los trabajadores frente al riesgo eléctrico. Boletín Oficial del Estado, 21 de junio de 2001, núm. 148

-España. Real Decreto 664/1997, de 12 de mayo, sobre la protección de los trabajadores contra los riesgos relacionados con la exposición a agentes biológicos durante el trabajo.

-España. Real Decreto 488/1997, de 14 de abril, sobre disposiciones mínimas de seguridad y salud relativas al trabajo con equipos que incluyen pantallas de visualización. Boletín Oficial del Estado, 97, sec. I, de 23 de abril de 1997, p. 12928 a 12931.

- España. Real Decreto 1277/2003, de 10 de octubre, por el que se establecen las bases generales sobre autorización de centros, servicios y establecimientos sanitarios. Boletín Oficial del Estado, 254, sec. I, de 23 de octubre de 2003, p. 37893 a 37902.

-España. Real Decreto 1215/1997, de 18 de julio, por el que se establecen las disposiciones mínimas de seguridad y salud para la utilización por los trabajadores de los equipos de trabajo. Boletín Oficial del Estado, 188, sec. I, de 7 de agosto de 1997, p. 24063 a 24070.

-España. Orden ESS/1451/2013, de 29 de julio, por la que se establecen disposiciones parala prevención de lesiones causadas por instrumentos cortantes y punzantes en el sector sanitario y hospitalario. Boletín Oficial del Estado, 182, sección I, de 31 julio de 2013, p. 55812 a 55819.

8.2.- Guías, criterios y documentos técnicos

-Nota Técnica de prevención 1173: Modelo para la evaluación de puestos de trabajo en oficina: método ROSA (Rapid Office Strain Assessment). INSST.

- Canalejas Pérez P., Gadea Carrera E, Solórzano Fabrega M. (2009). NTP 838 Gestión de residuos sanitarios. INSST.

- Cohen Gómez E., López Lemes V. (2020). NTP 1143: Guantes de protección contra microorganismos. INSST.

-Constans Aubert A., Alonso Espadalé R.M. (2008). NTP 812: Riesgo biológico: prevención de accidentes por lesión cutánea. INSST.

- Evaluación de riesgos laborales. Documentos Divulgativos, DD.014. p. 1-13. INSST (1996).

- Guía técnica para la evaluación y prevención de los riesgos relacionados con la exposición a agentes biológicos. Edición de 2014. INSST.

- Guía técnica para la evaluación y prevención de los riesgos relativos a la utilización de pantallas de visualización. Edición de 2021. INSST.

- Llorca Rubio J.L.; Soto Ferrando P., Benavent Nacher S. (2018). Manual práctico para la evaluación del riesgo biológico en actividades laborales diversas. BIOGAVAL-NEO. Instituto Valenciano de Seguridad y Salud en el Trabajo (INVASSAT).

- Ministerio de Sanidad de España. Vacunas y Programa de Vacunación. Página web [Consultada: 25/04/2024].

- Fichas de agentes biológicos – BASEBiO. Página web [Consulta: 27/04/2024].

- Orriols Ramos R.M., Cortés Domènech M. y Alonso Espadalé R.M. (2010). NTP 875: Riesgo biológico: metodología para la evaluación de equipos cortopunzantes con dispositivos de bioseguridad. INSST.

- Portal sanitario de la Región de Murcia. Página web. [Consultado: 10/04/2024].

- Sistema de Enfermedades de Declaración Obligatorio, SISEDO. Página web. [Consultado: 10/04/2024].

- Guía Técnica para la evaluación y prevención de los riesgos relacionados a la manipulación manual de cargas. INSST. 2003.

9.- ANEXOS

Anexo 1: Cuestionario de medidas higiénicas (MH) cumplimentado por los analistas del hospital.

Medida higiénica	SI	NO	No aplica
Dispone de ropa de trabajo	X		
Uso de ropa de trabajo	X		
Dispone de EPIs	X		
Se limpian los EPIs			X
Se dispone de un lugar para almacenar EPIs	X		
Se controla el correcto funcionamiento de EPIs		X	
Limpieza de ropa de trabajo por el empresario	X		
Se dispone de doble taquilla		X	
Se dispone de aseos	X		
Se dispone de duchas		X	
Se dispone de un sistema de lavado de manos	X		
Se dispone de un sistema de lavado de ojos	X		
Se prohíbe comer o beber	X		
Se prohíbe fumar	X		
Se dispone de tiempo para el aseo antes de abandonar la zona de riesgo		X	
Suelos y paredes fáciles de limpiar	X		

Suelos y paredes suficientemente limpios	X		
Hay métodos de limpieza de equipos de trabajo	X		
Se aplican procedimientos de desinfección	X		
Se aplican procedimientos de desinsectación	X		
Se aplican procedimientos de desratización	X		
Hay ventilación general con renovación de aire	X		
Hay mantenimiento del sistema de ventilación	X		
Existen materiales de primeros auxilios en cantidad suficiente	X		
Se dispone de local para atender primeros auxilios			X
Existe señal de peligro biológico		X	
Hay procedimientos de trabajo que minimicen o eviten la diseminación aérea de los agentes biológicos en el lugar de trabajo		X	
Hay procedimientos de trabajo que minimicen o eviten la diseminación de los agentes biológicos en el lugar de trabajo a través de fómites	X		
Hay procedimientos de gestión de residuos	X		
Hay procedimientos para el transporte interno de muestras	X		
Hay procedimientos para el transporte externo de muestras	X		
Hay procedimientos escritos internos para la comunicación de los incidentes donde se puedan liberar agentes biológicos	X		
Hay procedimientos escritos internos para la comunicación de los accidentes donde se puedan liberar agentes biológicos	X		

Han recibido los trabajadores y trabajadoras la formación requerida por el Real Decreto 664/97	X		
Han sido informados las trabajadoras y trabajadores sobre los aspectos regulados en el Real Decreto 664/97	X		
Se realiza vigilancia de la salud previa a la exposición del personal trabajador a agentes biológicos	X		
Se realiza periódicamente vigilancia de la salud	X		
Hay un registro y control de mujeres embarazadas			
Se toman medidas específicas para el personal especialmente sensible		X	
¿Se dispone de dispositivos de bioseguridad?	X		
¿Se utilizan dispositivos adecuados de bioseguridad?		X	
			X
¿Existen y se utilizan en la empresa procedimientos para el uso adecuado de los dispositivos de bioseguridad?			X
TOTAL	30	8	4
% DE AFIRMATIVAS		78,94	

Anexo 2: diagrama de flujo y tablas del método ergonómico ROSA:

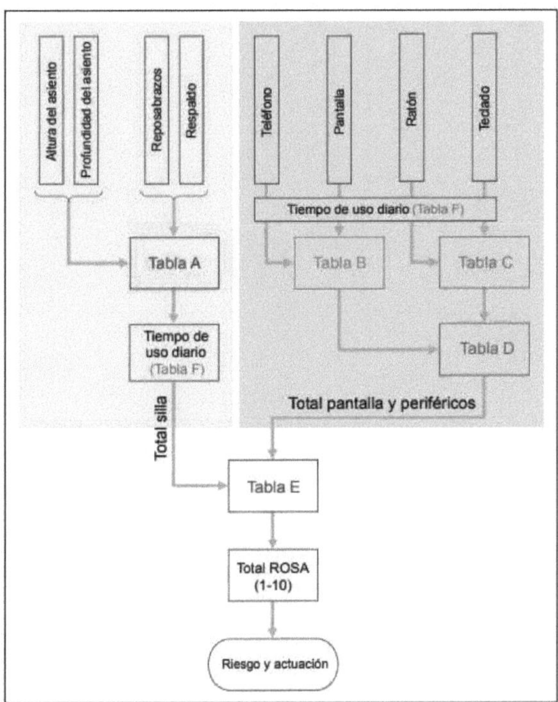

Figure 1: Diagrama de flujo del método ROSA. Obtenido del INSST

Asiento: altura + profundidad (A-1 + A-2)	Reposabrazos + respaldo (A-3 + A-4)							
	2	3	4	5	6	7	8	9
2	2	2	3	4	5	6	7	8
3	2	2	3	4	5	6	7	8
4	3	3	3	4	5	6	7	8
5	4	4	4	4	5	6	7	8
6	5	5	5	5	6	7	8	9
7	6	6	6	7	7	8	8	9
8	7	7	7	8	8	9	9	9

Tabla A. Puntuación de la silla

Teléfono (B-1)	Pantalla (B-2)								
	0	1	2	3	4	5	6	7	8
0	1	1	1	2	3	4	5	6	6
1	1	1	2	2	3	4	5	6	6
2	1	2	2	3	3	4	6	7	7
3	2	2	3	3	4	5	6	8	8
4	3	3	4	4	5	6	7	8	8
5	4	4	5	5	6	7	8	9	9
6	5	5	6	7	8	8	9	9	9

Tabla B. Puntuación de teléfono y pantalla.

Ratón (C-1)	Teclado (C-2)							
	0	1	2	3	4	5	6	7
0	1	1	1	2	3	4	5	6
1	1	1	2	3	4	5	6	7
2	1	2	2	3	4	5	6	7
3	2	3	3	3	5	6	7	8
4	3	4	4	5	5	6	7	8
5	4	5	5	6	6	7	8	9
6	5	6	6	7	7	8	8	9
7	6	7	7	8	8	9	9	9

Tabla C. Puntuación de ratón y teclado.

Tabla B (teléfono y pantalla)	Tabla C (ratón y teclado)								
	1	2	3	4	5	6	7	8	9
1	1	2	3	4	5	6	7	8	9
2	2	2	3	4	5	6	7	8	9
3	3	3	3	4	5	6	7	8	9
4	4	4	4	4	5	6	7	8	9
5	5	5	5	5	5	6	7	8	9
6	6	6	6	6	6	6	7	8	9
7	7	7	7	7	7	7	7	8	9
8	8	8	8	8	8	8	8	8	9
9	9	9	9	9	9	9	9	9	9

Tabla D. Puntuación de pantalla y periféricos.

Tabla A (silla) con factor tiempo	Tabla D (pantalla y periféricos)									
	1	2	3	4	5	6	7	8	9	10
1	1	2	3	4	5	6	7	8	9	10
2	2	2	3	4	5	6	7	8	9	10
3	3	3	3	4	5	6	7	8	9	10
4	4	4	4	4	5	6	7	8	9	10
5	5	5	5	5	5	6	7	8	9	10
6	6	6	6	6	6	6	7	8	9	10
7	7	7	7	7	7	7	7	8	9	10
8	8	8	8	8	8	8	8	8	9	10
9	9	9	9	9	9	9	9	9	9	10
10	10	10	10	10	10	10	10	10	10	10

Tabla E. Puntuación final del método ROSA. Las casillas sombreadas corresponden al nivel de acción que requiere actuación.

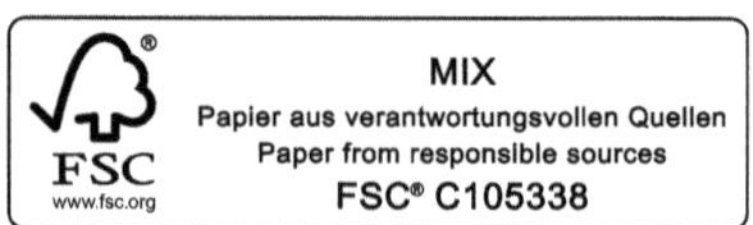
Printed by Books on Demand GmbH, Norderstedt / Germany